Lynda Aoudia

Glossário de mamografia BI-RADS

Lynda Aoudia

Glossário de mamografia BI-RADS

Passo a passo

ScienciaScripts

Cover image: www.ingimage.com

This book is a translation from the original published under ISBN 978-620-6-71380-7.

Publisher:
Sciencia Scripts
is a trademark of
Dodo Books Indian Ocean Ltd. and OmniScriptum S.R.L publishing group

120 High Road, East Finchley, London, N2 9ED, United Kingdom
Str. Armeneasca 28/1, office 1, Chisinau MD-2012, Republic of Moldova, Europe
Printed at: see last page
ISBN: 978-620-7-67300-1

Glossário BI-RADS para mamografia: Passo a passo

Lynda AOUDIA

Prefácio

Desde 1993, o Colégio Americano de Radiologia (ACR) publica o BI-RADS "Breast Imaging-Reporting and Data System", que fornece uma descrição exacta das anomalias mamográficas, um glossário detalhado de termos e um relatório mamográfico preciso com categorias de avaliação, facilitando a compreensão dos relatórios pelos médicos correspondentes e a comparação com exames anteriores. A última versão americana do BI-RADS, intitulada "BI-RADS® Atlas", foi publicada pelo ACR em 2013,

Professora Lynda AOUDIA

Índice

Introdução ... 4

Lembrete anatómico ... 6

1. Anatomia da mama ... 6

2. Eixo galactóforo ... 7

Técnica de mamografia ... 8

1. Impacto ... 8

Anatomia - correlações mamográficas ... 14

Glossário BI-RADS ... 20

1. Avaliação da densidade mamária ... 20

2. Descrição das lesões de acordo com o léxico BI-RADS ... 22

3. Localização de uma lesão ... 59

4. Pontuação da probabilidade de malignidade ... 60

Classificação de mamografia ACR BI-RADS ... 62

Referências ... 67

Introdução

O BI-RADS *(Breast Imaging Reporting and Data System)* foi desenvolvido pelo *American College of Radiology* (ACR) em colaboração com outras organizações, como a *Food and Drug* Administration (FDA) e o *National Cancer Institute.* O objetivo inicial desta ferramenta era melhorar a qualidade das campanhas de rastreio do cancro da mama, através da normalização dos relatórios de mamografia utilizando um léxico comum, o que resultaria numa ação adequada e num acompanhamento mais fácil. Esta classificação tem várias vantagens, nomeadamente a de orientar o radiologista na descrição das anomalias mamográficas, tentando reduzir as discrepâncias entre observadores e uniformizando os termos descritivos, o que permite uma classificação o mais reprodutível possível e a adoção de medidas adequadas.

Classicamente, esta avaliação baseia-se em diversas anomalias (massa, calcificações, desorganizações arquitectónicas, casos "especiais", achados associados), segundo as quais estas anomalias serão classificadas numa de seis categorias em função do grau de suspeição de malignidade, o que permitirá posteriormente propor uma conduta adequada [1] (quadro 1).

Tabela 1. Categorias de avaliação mamográfica BI-RADS

BI-RADS 0	Avaliação incompleta que requer imagiologia adicional
BI-RADS 1	Mamografia normal
BI-RADS 2	Anomalia benigna.
BI-RADS 3	Anomalia provavelmente benigna, com um risco de malignidade < 2%, recomenda-se a monitorização a curto prazo.
BI-RADS 4	Anomalia suspeita, com uma probabilidade de malignidade entre 3% e 95%, que requer análise histológica. • 4a = baixa probabilidade, • 4b = probabilidade moderada, • 4c = probabilidade elevada.
BI-RADS 5	Anomalia altamente suspeita, com > 95% de probabilidade de malignidade, exigindo remoção cirúrgica.
BI-RADS 6	Resultado histológico conhecido: malignidade comprovada.

Lembrete anatómico

1. Anatomia da mama

A mama é um órgão globular que ocupa a parte anterior-superior do tórax. Situa-se acima do músculo peitoral, que lhe serve de suporte [2]. É constituída principalmente por uma glândula mamária, tecido conjuntivo de suporte e tecido adiposo, todos cobertos pela pele. A parte superior da mama é representada pelo mamilo rodeado pela aréola (fig. 1). É constituída por cerca de quinze ductos lácteos principais, cada um delimitando um lóbulo. Os ductos lácteos abrem-se no mamilo ao nível dos poros lácteos, depois de se dilatarem ligeiramente para formar um seio lactífero.

Finas partições fibrosas separam os lóbulos e estendem-se para a derme na superfície anterior da glândula para formar os ligamentos de Cooper, que formam as cristas de Duret (fig. 1).

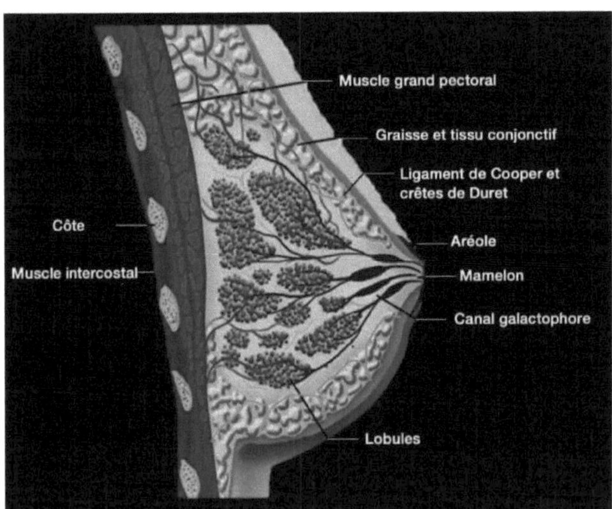

Fig. 1 Estrutura anatómica da mama.

2. Eixo galactóforo

A mama é constituída por cerca de quinze ductos lácteos principais, que terminam num poro do mamilo. Estes ductos principais, após uma dilatação denominada seio lactífero, ramificam-se em ductos secundários de médio e pequeno calibre até à Unidade Terminal Ducto-Lobular (UTLD).

Este UDTL é constituído por um galactóforo terminal extra e intra-lobular e por um lóbulo composto por cerca de dez alvéolos chamados ácinos. O UDTL está envolvido por um tecido conjuntivo frouxo conhecido como tecido palial. Todo este tecido está rodeado por tecido adiposo (fig. 2). O alvéolo ou ácino é um saco pequeno, microscópico e arredondado. É constituído por dois tipos de células, as células epiteliais secretoras e as células mioepiteliais responsáveis pela contração, que repousam sobre uma membrana basal em contacto direto com os vasos sanguíneos.

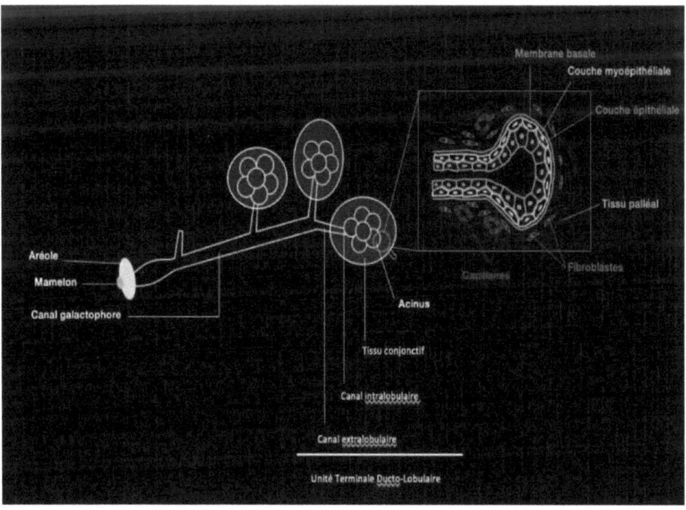

Fig. 2: Representação esquemática da unidade terminal ductal-lobular.

Técnica de mamografia

A mamografia é o exame radiológico de referência para o rastreio do cancro da mama, que é a principal causa de morte nas mulheres.

As imagens mamográficas devem ser optimizadas em termos de resolução espacial, contraste e ruído. Devem ser tidos em conta vários critérios técnicos, nomeadamente um contraste elevado para uma boa visualização das microcalcificações. O espetro de radiação deve ser amplo para se adaptar às diferentes densidades dos seios e a dose de radiação deve ser mínima, nomeadamente em doentes jovens.

1. Impacto

O posicionamento da mama é uma etapa fundamental da mamografia e a técnica deve ser irrepreensível. O objetivo é radiografar toda a glândula mamária, incluindo os planos profundos. O posicionamento é a chave para a obtenção de imagens de óptima qualidade, indispensáveis à interpretação e que respondem a um certo número de critérios de qualidade [3].

1.1. Impactos fundamentais

1.1.1. Incidência cranio-caudal ou frontal

O feixe de raios X aproxima-se da mama no sentido craniocaudal (fig. 3).

A dificuldade com a vista frontal é que os planos mamários profundos não podem ser vistos, pelo que é importante envolver o máximo possível de tecido mamário posterior.

Os critérios para uma incidência bem sucedida são (fig. 4):

- O peito está no centro da imagem.
- A glândula está bem distribuída.
- O mamilo está no seu zénite [4].
- Sem vincos ou sobreposições.

O músculo peitoral é visível em quase 30% dos casos, e a sua presença na imagem permite um ganho de profundidade ótimo [3].

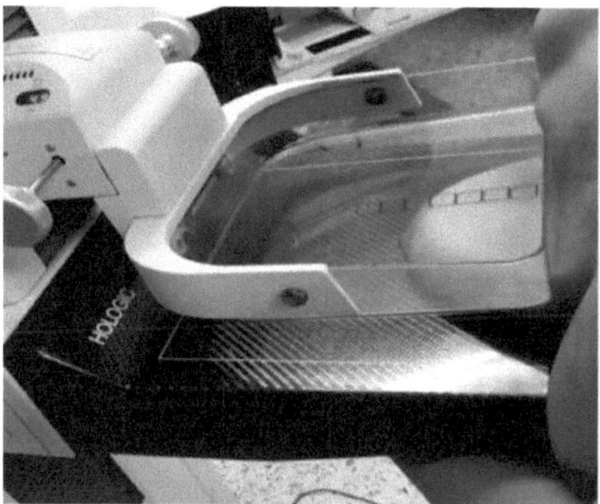

Fig. 3. vista frontal.

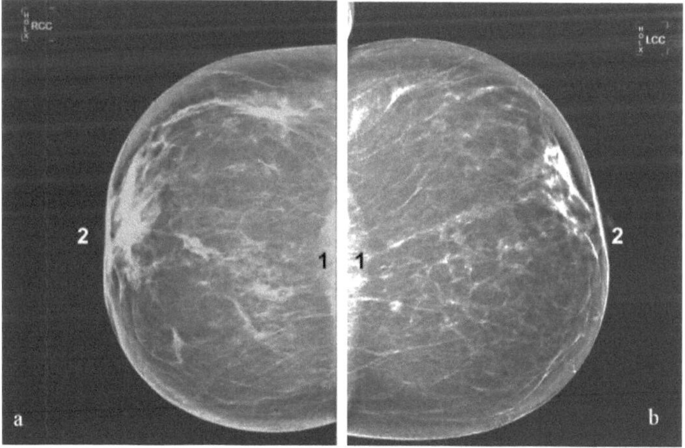

Fig. 4 Critérios de qualidade para a vista frontal. Imagens mamográficas. (a) Face direita. (b) Face esquerda. Músculo peitoral (1), mamilo no zénite (2).

1.1.2. Incidência oblíqua externa de 45°°

Este ângulo permite o estudo da mama no seu eixo longo e a análise de uma quantidade máxima de tecido mamário [5]. ºO suporte é inclinado num ângulo rigoroso de 45°, para garantir vistas reprodutíveis (fig. 5). A dificuldade desta abordagem é comprimir uniformemente o músculo peitoral, o peito e a prega submamária.

Os critérios para uma incidência bem sucedida são (fig. 6)

- O músculo peitoral é visível até meio da imagem [6].
- O mamilo encontra-se no seu zénite, em frente à ponta do músculo peitoral [5].
- Presença da prega cutânea da parede abdominal [4].
- O eixo longo do peito tende para a horizontal.
- Presença da prega submamária "aberta", perfeitamente livre da parede abdominal [7].
- Sem vincos ou sobreposições.

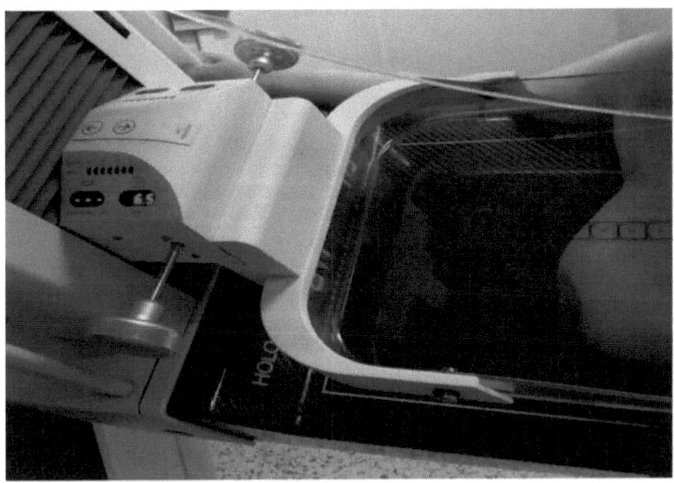

Fig. 5: Incidência oblíqua externa.

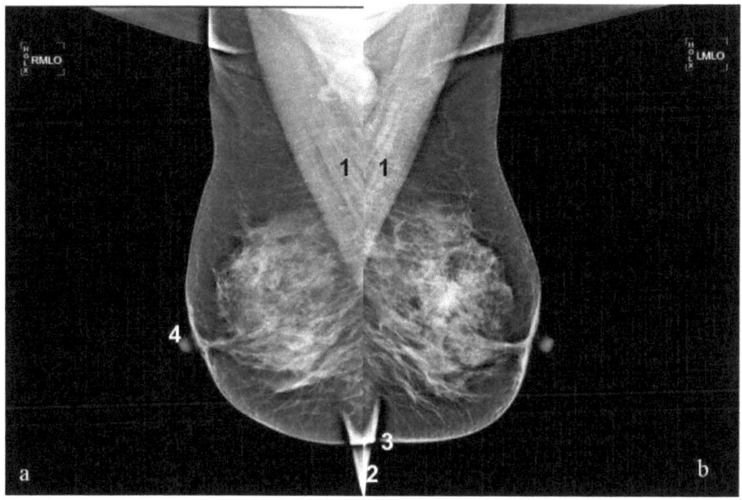

Fig. 6 Critérios de qualidade para a incidência oblíqua externa. Imagens mamográficas (a) Oblíqua direita (b) Oblíqua esquerda. Músculo peitoral (1), prega cutânea da parede abdominal (2), prega sub-mamária aberta (3), mamilo no zénite (4).

1.2. Impactos adicionais

São sempre efectuadas para além dos impactos fundamentais.

1.2.1. Incidência do perfil

É útil para determinar a localização exacta de uma lesão. Também pode ser utilizado para mostrar se as microcalcificações estão localizadas numa posição horizontal.

1.2.2. Imagem localizada centrada

Pode ser utilizado para analisar os contornos de um nódulo ou de uma imagem estelar, ou para eliminar uma imagem construída (fig. 7).

1.2.3. Imagem centrada ampliada

As microcalcificações visíveis nas imagens padrão podem ser ampliadas para uma análise pormenorizada (número, aspeto, organização, etc.) (fig. 8).

1.2.4. Outros impactos

Extensão axilar, incidência Cleópatra, incidência frontal escalonada, filme tangencial, manobra de Eklund [8-11].

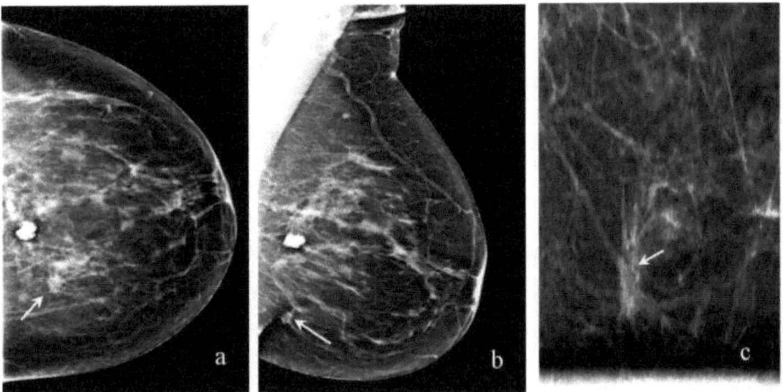

Fig. 7: Vista localizada centrada. (a) Vista frontal. Massa com contornos indistintos (seta). (b) Vista oblíqua externa. Massa na prega sub mamária com contornos mal definidos (seta). (c). Vista centrada na massa. Massa com contornos espiculados, BIRADS 5 (seta).

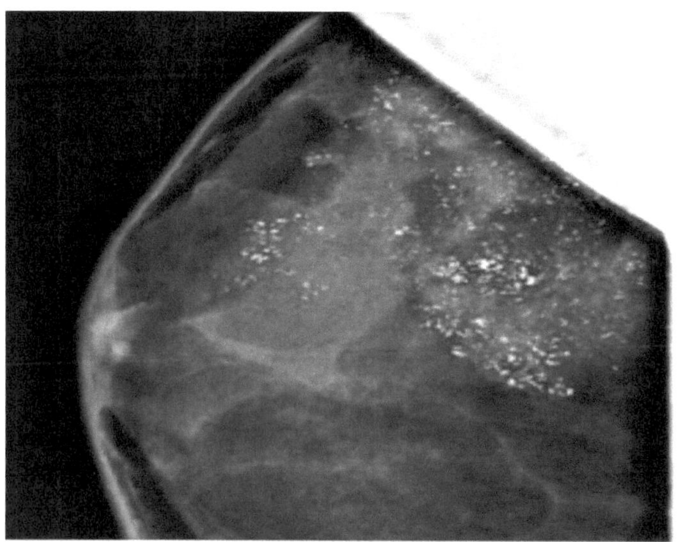

Fig. 8. Vista centrada ampliada. Ampliação de um foco de microcalcificações.

Anatomia - correlações mamográficas [12-14]

A mamografia produz uma projeção bidimensional da mama. A imagem mamográfica é uma sobreposição de todos os tecidos que compõem a mama, que varia consoante a proporção dos diferentes componentes (tecido parenquimatoso, tecido adiposo, tecido conjuntivo), a idade e a impregnação hormonal.

Os diferentes elementos observados na mamografia, da superfície à profundidade.

1.3. A pele que cobre

O plano cutâneo é um rebordo denso, com cerca de 1 mm de espessura (fig. 9); é mais espesso na aréola e na região submamária. Os poros da pele podem ser visíveis como bolhas punctiformes.

1.4. O mamilo

O mamilo é denso na mamografia, de forma cilíndrico-cónica, com cerca de 1 cm de comprimento e deve estar localizado fora dos contornos da glândula (fig. 9). O mamilo pode tornar-se invaginado ou aumentado.

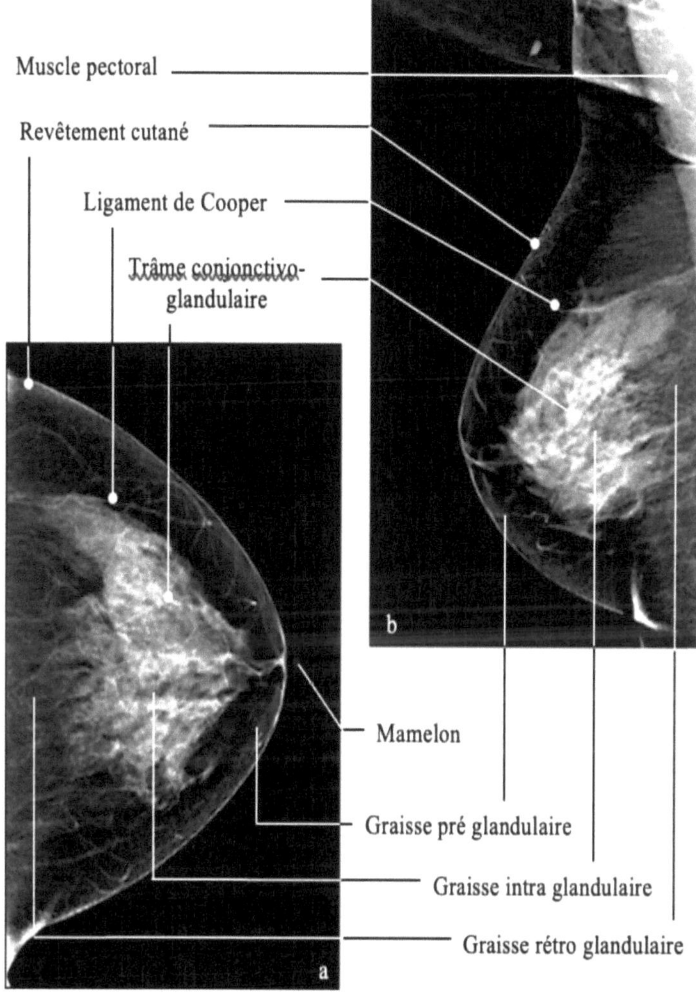

Fig. 9: Constituição da mama. Mamografia, (a) vista craniocaudal, (b) vista oblíqua.

1.5. Tecido glandular

A imagiologia do conteúdo mamário depende do componente glandular. Os elementos lobulares são visíveis graças ao contraste do tecido conjuntivo intralobular e aparecem na mamografia como pequenas opacidades micronodulares difusas [15]. Os canais de leite não são espontaneamente visíveis na mamografia, exceto no caso de um ambiente muito gordo e de dilatação ductal (fig. 10).

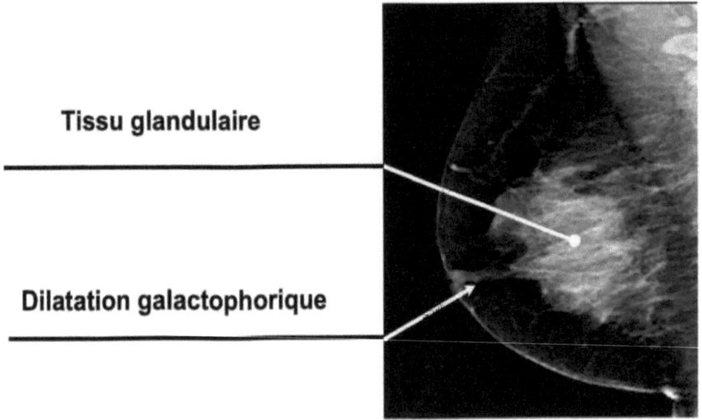

Fig. 10. Dilatação galactófora. Mamografia, incidência

1.6. Tecido conjuntivo

O tecido conjuntivo, que é radiopaco, é escasso e a sua opacidade confunde-se com a do tecido glandular. Os ligamentos de Cooper aparecem como opacidades lineares ou arciformes. São geralmente visíveis na mamografia oblíqua ou de perfil. Os ligamentos de Cooper são proeminentes no tecido adiposo subcutâneo, ao longo do bordo superior do parênquima (fig. 9).

1.7. Tecido adiposo

Tecido adiposo, radiolucente na mamografia. Um espaço adiposo subcutâneo pré-glandular é atravessado pelos ligamentos de Cooper, e um espaço adiposo retroglandular separa a glândula do músculo peitoral. Este espaço não deve conter qualquer tecido glandular; é a zona de *terra de ninguém* descrita por Tabar [15,16] (fig. 9).

1.8. Os músculos

Na vista craniocaudal, o músculo peitoral é inconsistentemente visto projetando-se na frente da parede torácica na forma de uma meia-lua. Na vista mediolateral oblíqua, o músculo peitoral é visto como uma estrutura côncava atrás da gordura retroglandular (Fig. 9).

O músculo esternal está localizado internamente na vista craniocaudal, que é raramente visível em 1% dos pacientes (Fig. 11).

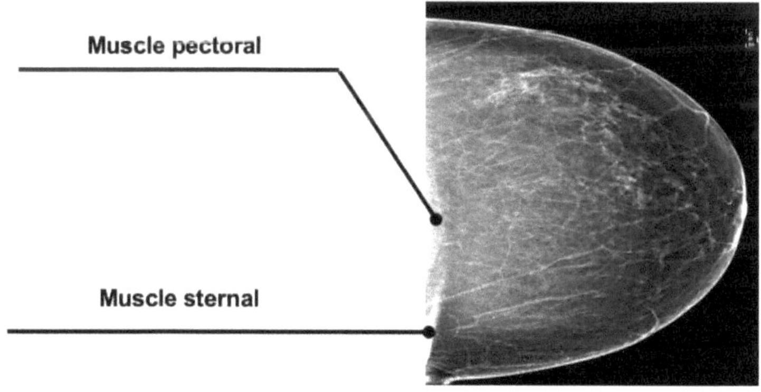

Fig. 11 Visualização da projeção do músculo esternal. Mamografia, vista frontal.

1.9. Navios

Os vasos podem ser visualizados, especialmente se o contraste for gordo. Aparecem como estruturas densas em forma de fita. As veias são maiores do que as artérias. Por vezes, os vasos podem ser identificados por calcificações parietais ateromatosas (fig. 12).

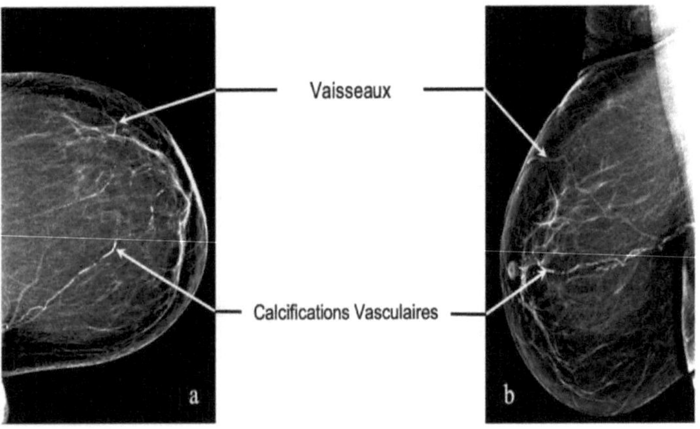

Fig. 12 Vascularização. (a) Mamografia, vista craniocaudal, (b) vista oblíqua.

1.7. Vasos linfáticos

Os vasos linfáticos são invisíveis numa mama normal. Os gânglios linfáticos são detectados intra-mamários em 5% das mamografias normais [17] (fig. 13). Têm a aparência de uma estrutura em forma de rim ou de um grão de café denso, com um centro de gordura claro, e estão normalmente localizados ao longo dos vasos (fig. 13).

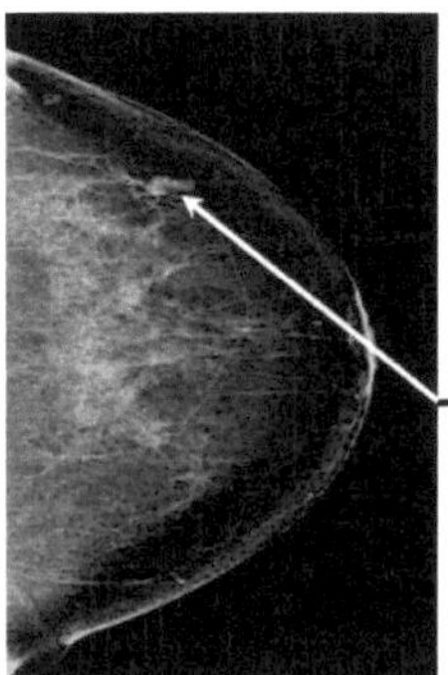

Fig. 13. Gânglio intramamário, com centro claro, projectando-se de uma estrutura vascular. Mamografia, vista frontal.

Glossário BI-RADS

1. Avaliação da densidade mamária

Os diferentes aspectos mamográficos resultam da proporção variável entre elementos fibrosos e gordos na mama. A classificação mais antiga foi descrita por Wolfe em 1967 [18], e determina quatro tipos de densidade glandular (N1, P1, P2, NY), correspondendo o tipo N1 a uma estrutura glandular totalmente gorda e o tipo NY a uma estrutura glandular totalmente densa. O American College of Radiology adaptou estas diferentes categorias no Breast Imaging Reporting em 4 tipos de "a" a "d" [1] (fig. 14):

- Tipo "a": seios quase inteiramente gordos; tecido glandular inferior a 25%.
- Tipo "b": Seios compostos por áreas dispersas de densidade fibro-glandular; tecido glandular entre 25 e 50% aproximadamente.
- Tipo "c": Mamas heterogeneamente densas, que podem mascarar pequenas massas; tecido glandular entre aproximadamente 51% e 75%.
- Tipo "d": Mamas extremamente densas, reduzindo a sensibilidade da mamografia; mais de 75% de tecido glandular.

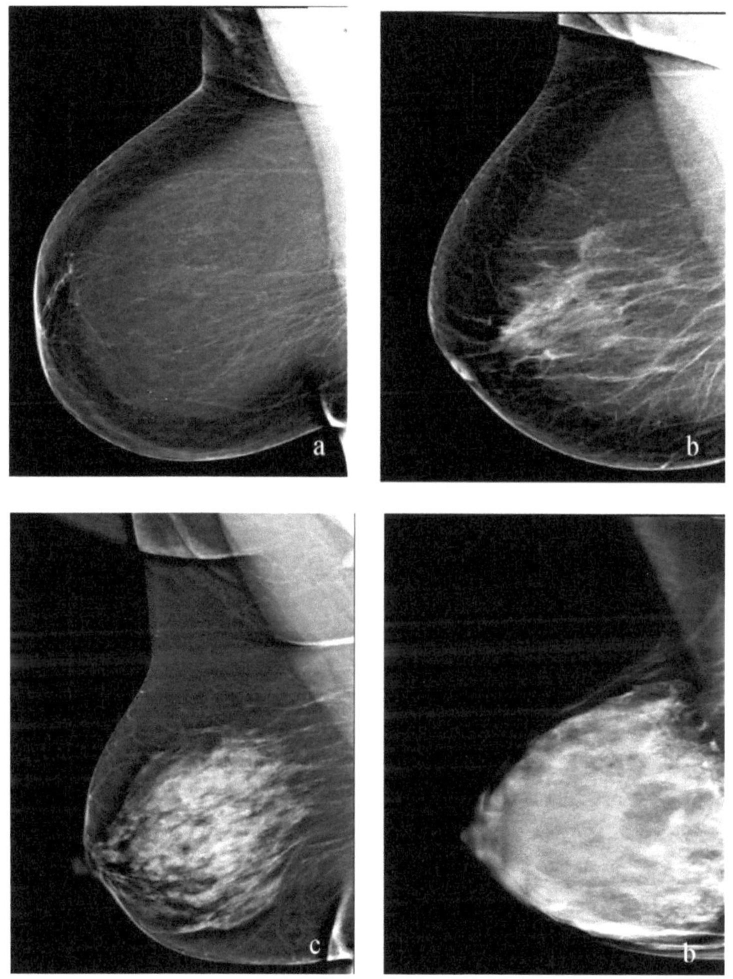

Fig. 14. Densidade da mama. Mamografia, vista oblíqua: (a): quase totalmente gorda, tipo a; (b): manchas dispersas de tecido fibroglandular, tipo b; (c): mama heterogénea densa, tipo c; (d): mama extremamente densa, tipo d.

2. Descrição das lesões de acordo com o léxico BI-RADS

2.1. Pesos

Uma massa é uma imagem mamográfica que ocupa um volume no espaço, vista em duas incidências diferentes. Se uma massa for vista numa única vista, é considerada como uma assimetria de densidade até que a sua natureza tridimensional seja confirmada. Esta massa deve ser descrita de acordo com a sua forma, contornos e densidade. As características das massas com a sua pontuação de malignidade, de acordo com o BIRADS 2013, estão resumidas na tabela 2.

2.1.1. Forma

A forma pode ser :

- **Oval**: uma massa elipsoidal ou ovoide (fig. 15).
- **Redondo:** uma massa esférica, esférica, circular ou globular (fig. 16).
- **Irregular:** uma massa cuja forma não é redonda nem oval (fig. 17).

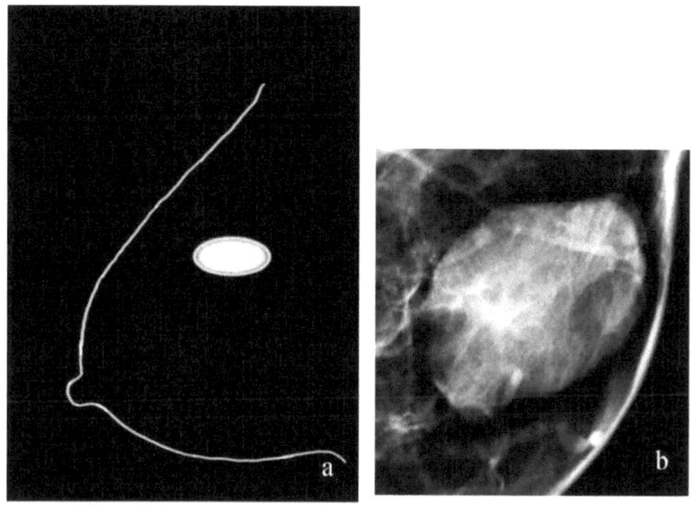

Fig. 15. Forma oval. (a) Esquema. (b) Mamografia.

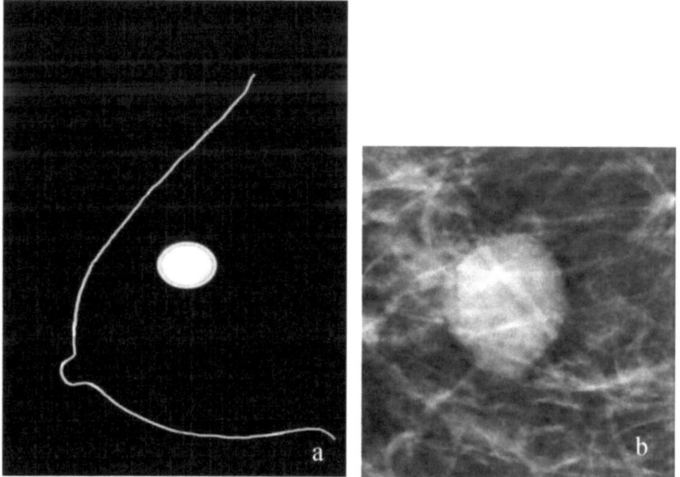

Fig. 16 Forma redonda (a) Diagrama. (b) Mamografia.

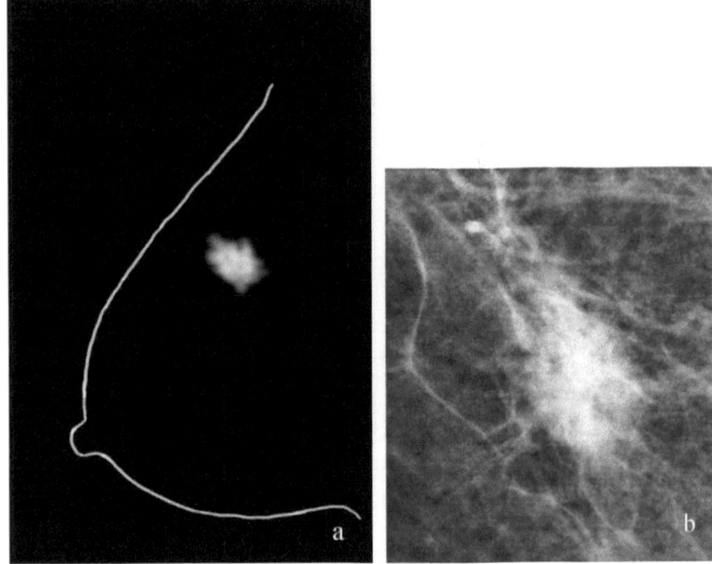

Fig. 17. Forma irregular. (a) Esquema. (b) Mamografia.

2.1.2. Contornos

Alteram a forma da massa. Podem ser :

- **Circunscrito, bem definido ou nítido**: os contornos são claramente definidos, observados em pelo menos 75% da circunferência da massa, sendo o restante mascarado pelo tecido adjacente com uma transição abrupta entre a lesão e o tecido adjacente (fig. 18).
- **Microlobuladas**: caracterizam-se pela presença de serrilhas curtas que criam pequenas ondulações (fig. 19).
- **Mascarado**: os contornos estão escondidos em mais de 25% da circunferência da massa por tecido glandular adjacente ou sobreposto, sem que este aspeto seja considerado suspeito (fig. 20).
- **Indistinta ou mal definida**: levanta a suspeita de infiltração. É pouco provável que este aspeto se deva a uma sobreposição de tecido mamário normal (fig. 21).

- **Espiculada**: massa com extensões, altamente sugestiva de malignidade (fig. 22).

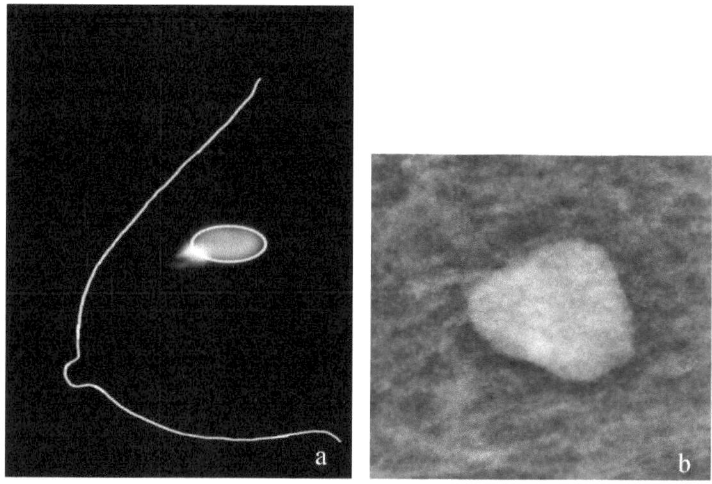

Fig. 18. Contornos circunscritos (a) diagrama. (b) Mamografia. Contornos nítidos, vistos em mais de 75%.

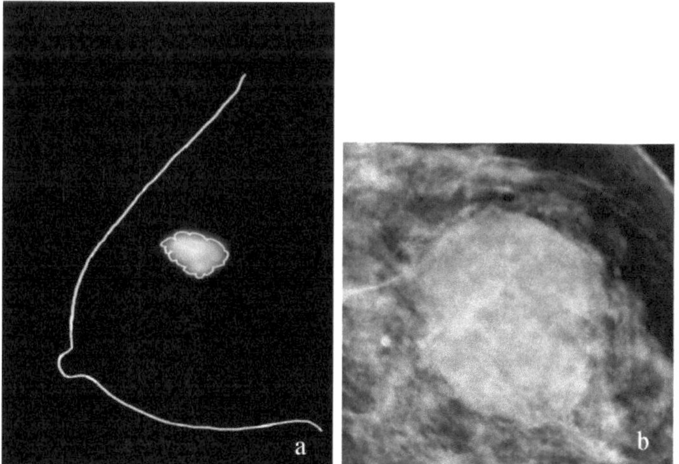

Fig. 19. Contornos microlobulados. (a) Esquema. (b) Mamografia. As curvas de nível são ligeiramente onduladas.

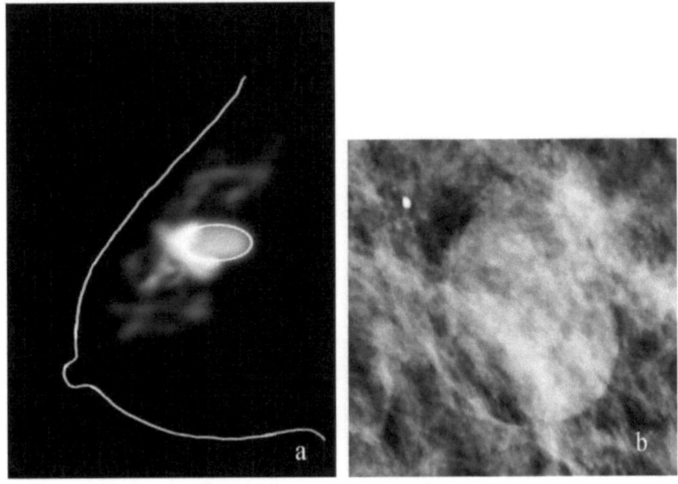

Fig. 20. Contornos mascarados. (a) Esquema. (b) Mamografia. Mais de 25% dos contornos ocultos.

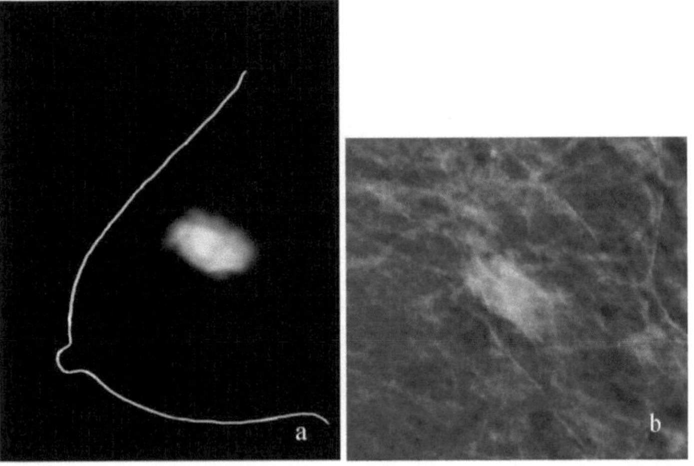

Fig. 21: Contornos indistintos (a) Diagrama. (b) Mamografia. Contornos mal definidos.

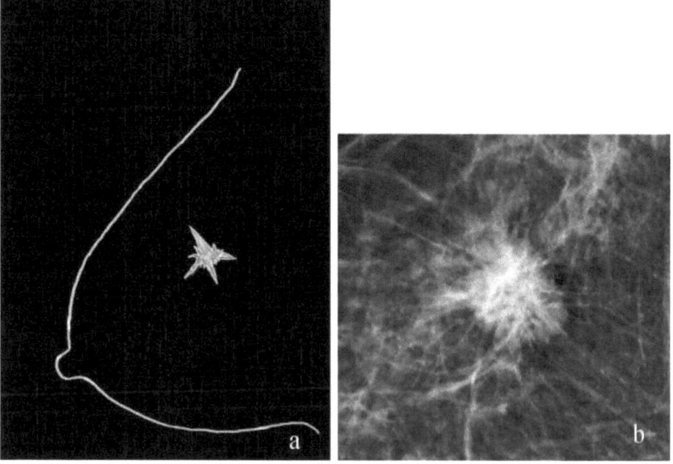

Fig. 22. Contornos espiculados. (a) Esquema. (b) Mamografia. Os contornos mostram extensões

2.1.2. Densidade

Este termo é utilizado para definir a atenuação dos raios X pela lesão em comparação com a atenuação esperada de um volume equivalente de tecido fibro-glandular. A maioria dos cancros da mama aparece como uma massa com uma densidade igual ou superior à do tecido mamário. É raro que o cancro da mama tenha uma densidade inferior.

Os diferentes tipos de densidade de uma massa são (fig. 23) :

- Hiperdensa: uma massa mais densa do que o tecido mamário adjacente.
- Isodensa ou densidade intermédia: uma massa com a mesma densidade que o tecido mamário adjacente.
- Hipodensa: massa de baixa densidade sem conteúdo de gordura
- Radiotransparente ou transparente: inclui todas as massas que contêm gordura, como o quisto oleoso, o lipoma e a galactocele, bem como as massas mistas, como o hamartoma.

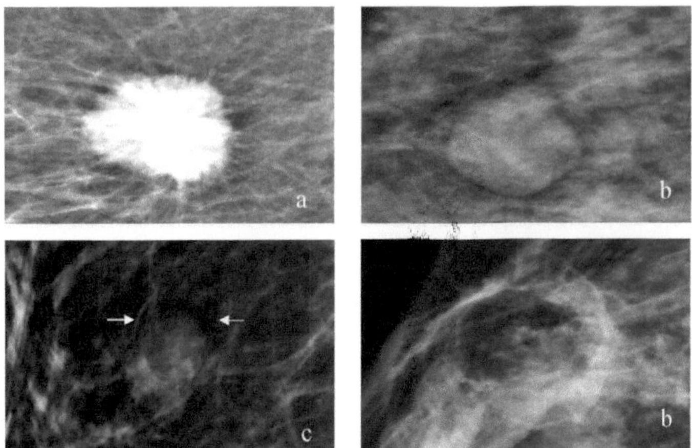

Fig. 23. Densidade da massa: (a) hiperdensa, (b) isodensa, (c) hipodensa (setas), (d) gorda.

Tabela 2. Características das massas e escores de malignidade de acordo com o BI-RADS 2013.

	Provavelmente benigno				**Provavelmente inteligente**
Forma	Oval	Redondo			Irregular
Contornos	Bem definido (> 75%)	Mascarado (> 25%)	Microlobulado	Indistinto	Espiculado
Densidade	Adiposo (VPP= 0%)	Baixa ou isodensa (VPP = 22%)			Forte (VPP= 70%)
BI-RADS (VPP)	BI-RADS 3 (< 2%)	BI-RADS 4a (< 2 e > 10%)	BI-RADS 4b (> 10 e < 50%)		BI-RADS 4c ou 5 (> 50%)

2.2. Calcificações

A classificação BI-RADS divide as calcificações intramamárias em dois tipos, tendo essencialmente em conta a sua morfologia e distribuição:

- calcificações tipicamente benignas.
- calcificações suspeitas. O grau de suspeita de malignidade é aumentado de acordo com a distribuição e o tamanho do foco.

2.2.1. Morfologia das calcificações

2.2.1.1. Calcificações tipicamente benignas

As calcificações benignas, tais como as calcificações quísticas em "anel", as calcificações vasculares, as calcificações cutâneas, etc., são geralmente regulares, com bordos lisos, redondas se o seu tamanho estiver entre São geralmente regulares, com bordos lisos, redondos se o seu tamanho for entre 0,5 e 1 mm e punctiformes se o seu tamanho for inferior a 0,5 mm.

• Calcificações cutâneas

Depósitos de cálcio com um centro claro, muitas vezes patognomónicos, são normalmente observados ao longo da prega submamária, nas regiões paraespinhal, axilar e areolar.

No caso de formas invulgares, a incidência tangencial pode confirmar a sua topografia subcutânea (fig. 24).

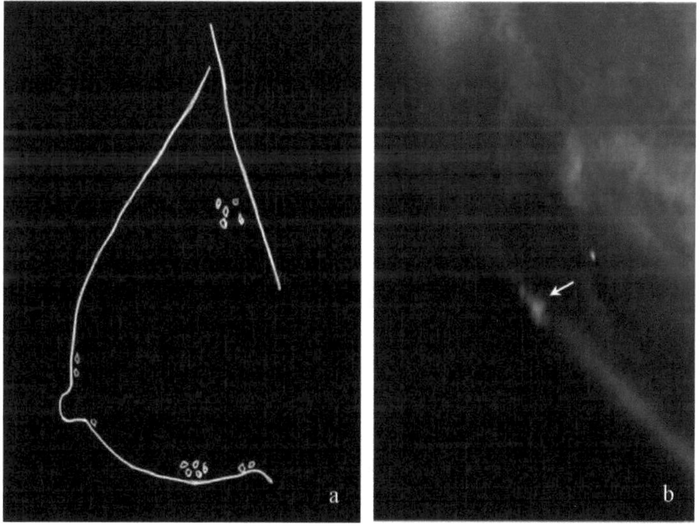

Fig. 24. Calcificações cutâneas. (a) Esquema. (b) Mamografia, vista tangencial. Calcificações cutâneas (seta).

- ## Calcificações vasculares

Calcificações ferroviárias ou lineares, claramente associadas a estruturas tubulares (fig. 25).

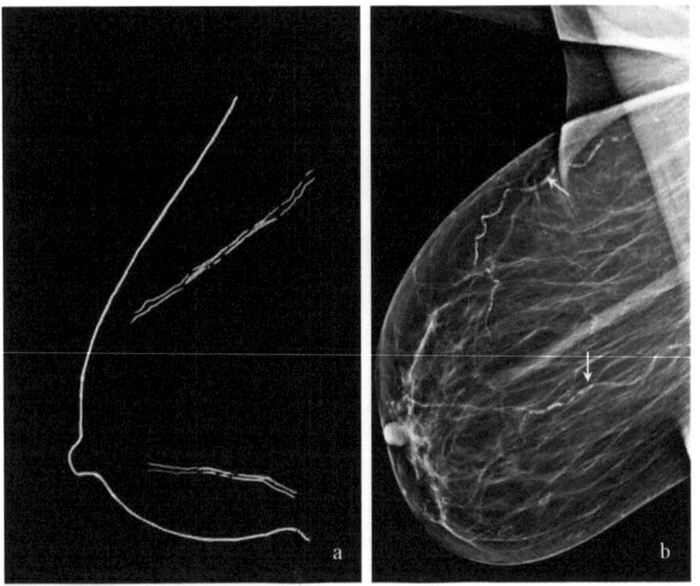

Fig. 25. Calcificações vasculares. (a) Esquema. (b) Mamografia oblíqua. Calcificações ferroviárias (seta).

• Calcificações grosseiras ou Coralliformes

São calcificações grandes, com mais de 2-3 mm de diâmetro, geralmente secundárias à involução de um fibroadenoma (figs. 26, 27).

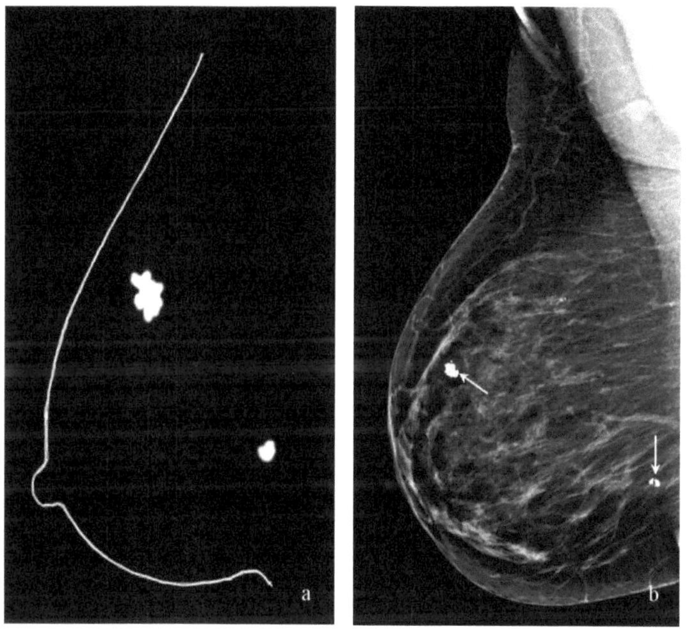

Fig. 26 Calcificações coraliformes (a) Esquema. (b) Mamografia oblíqua. Grandes calcificações (setas).

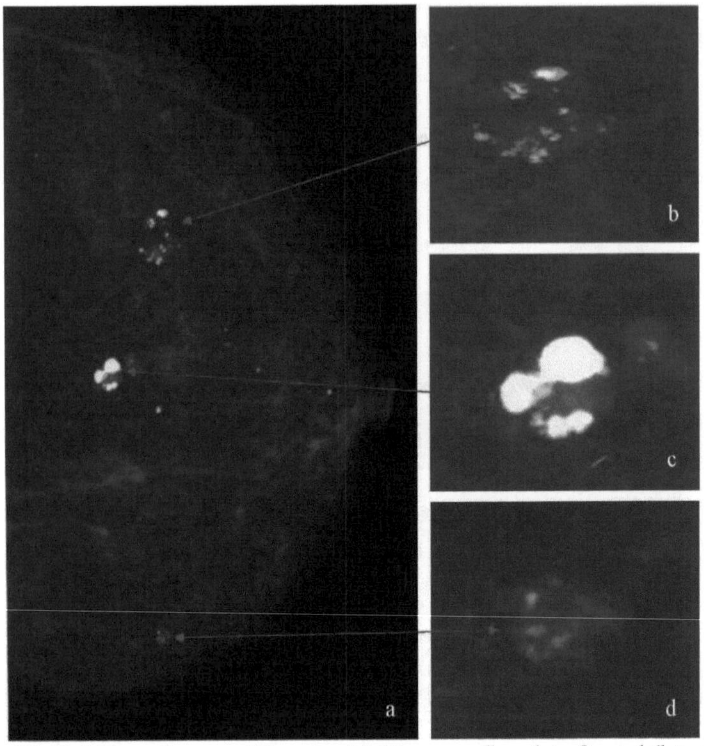

Fig. 27. Calcificações coraliformes (a) Mamografia, vista frontal (b+c+d) Ampliações. Calcificações de um fibroadenoma em processo de involução.

• Calcificações de grandes hastes

Trata-se de calcificações secretoras associadas à ectasia ductal que formam bastonetes de bordos lisos, por vezes descontínuos, de dimensões supra-milimétricas. Estas calcificações podem ter um centro claro se o cálcio estiver depositado na parede do galactóforo (fig. 28). Distribuem-se ao longo do mamilo, geralmente de forma bilateral. São frequentemente encontradas em doentes com mais de 60 anos de idade.

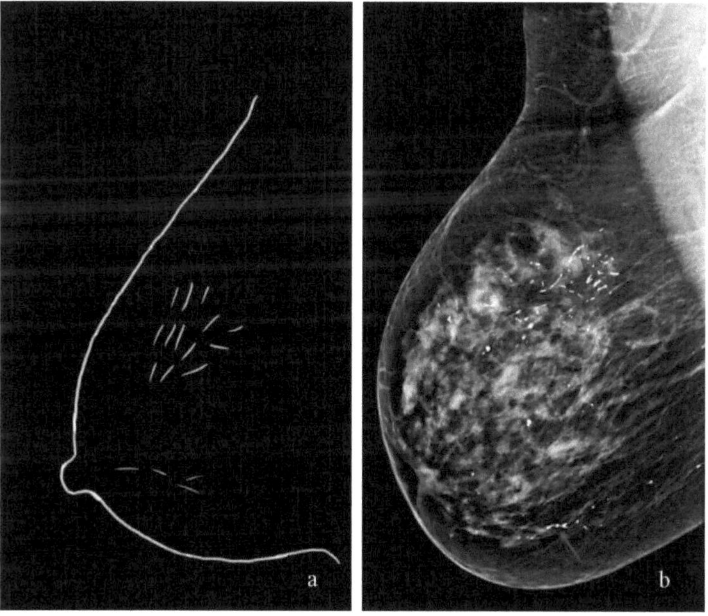

Fig. 28. Calcificações em forma de bastão (a) Diagrama. (b) Mamografia oblíqua. Calcificações lineares dirigidas para o mamilo (setas).

• Calcificações redondas

As calcificações redondas são frequentemente múltiplas e de tamanho variável. São consideradas benignas quando se encontram dispersas. Quando são pequenas, com menos de 1 mm, correspondem frequentemente a depósitos de cálcio localizados nos ácinos lobulares (fig. 29). Quando têm menos de 0,5 mm, utiliza-se o termo punctiforme.

Geralmente benigno, um conjunto de microcalcificações é mais suspeito e pode exigir vigilância se tiver surgido ou se estiver presente no mesmo lado que um cancro da mama (fig. 30).

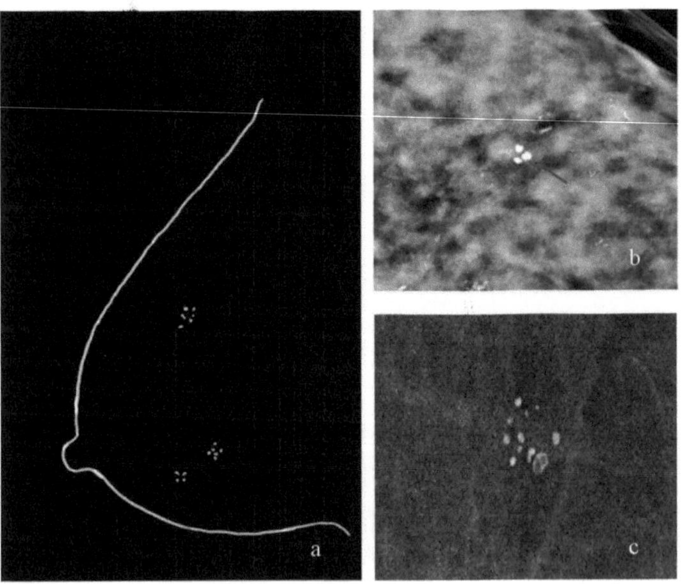

Fig. 29. Calcificações redondas. (a) Esquema. (b+c) Mamografia. Aglomerados de calcificações redondas (setas).

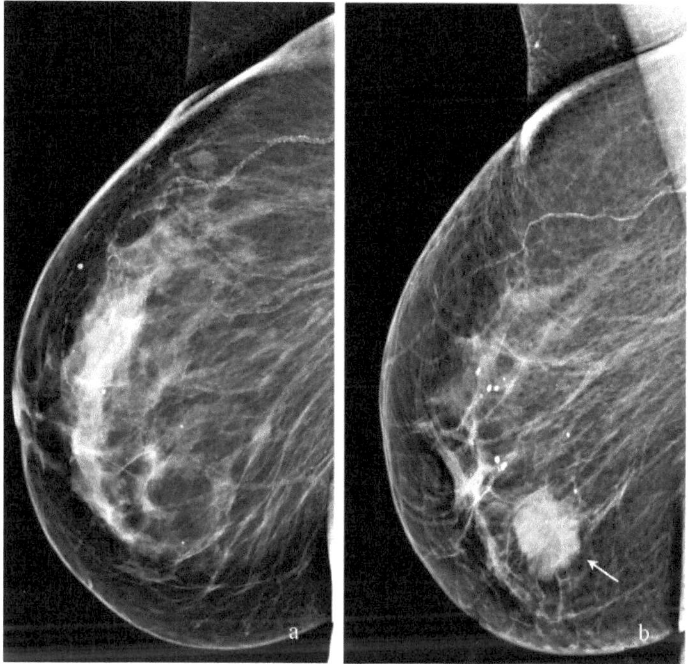

Fig. 30. Calcificações redondas. (a+b) Mamografia. (a) Calcificações redondas dispersas. (b) Calcificações redondas associadas a uma massa suspeita adjacente (seta).

• Calcificações com um centro claro

Calcificações que variam em tamanho de um milímetro a um centímetro, correspondendo a calcificações de citosteatonecrose ou detritos ductais calcificados. São redondas ou ovais, com uma superfície lisa e um centro claro, com uma parede mais espessa do que as calcificações em casca de ovo (fig. 31).

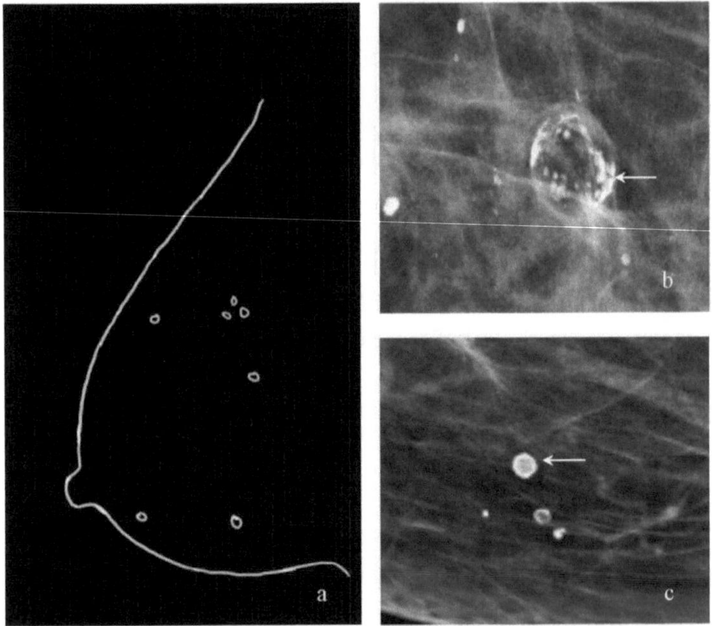

Fig. 31. Calcificações com um centro claro (a) Diagrama. (b+c) Mamografia.

Calcificações redondas com uma superfície lisa e um centro claro (setas).

• Calcificações "casca de ovo" ou parietais

São calcificações muito finas com a aparência de um depósito de cálcio na superfície de uma esfera. Estes depósitos são muito finos, geralmente com menos de 1 mm de espessura).

As duas principais etiologias são :

- calcificação das paredes do quisto (fig. 32);
- citosteatonecrose (fig. 33).

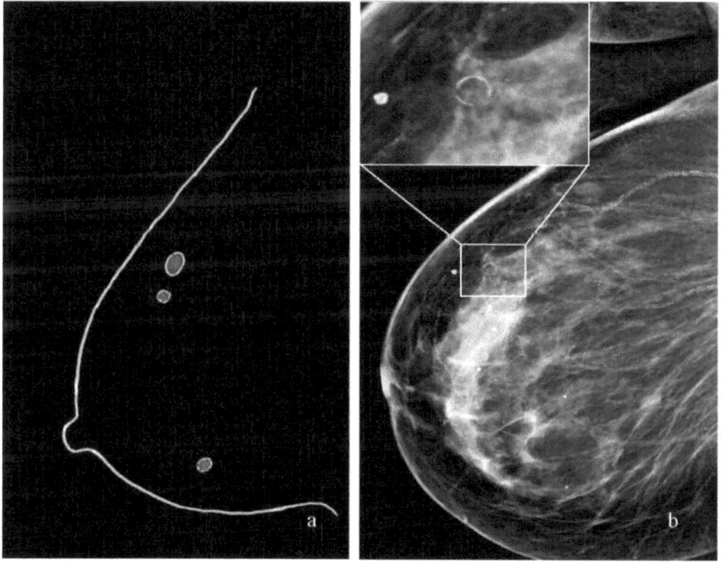

Fig. 32 Calcificações em casca de ovo (a) Diagrama. (b) Mamografia. Calcificações com depósitos de cálcio na superfície de uma parede cística.

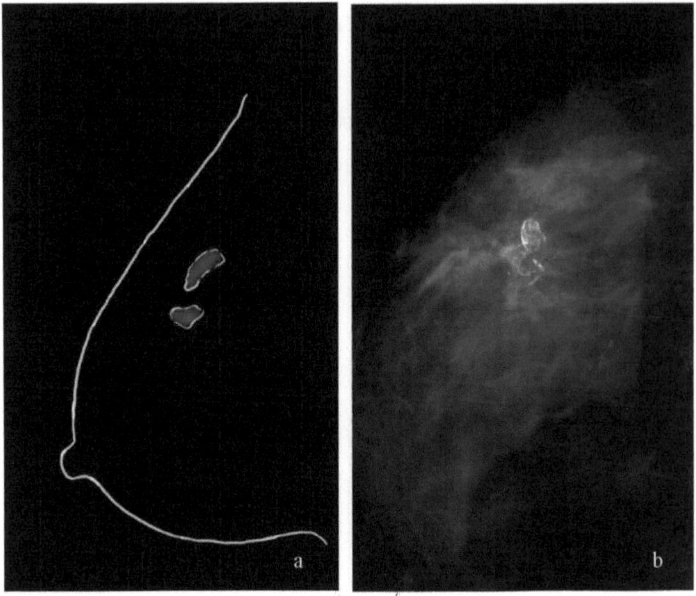

Fig. 33 Calcificações da casca do ovo (a) Diagrama. (b) Mamografia. Calcificações com um depósito de cálcio na superfície de uma lesão de citoesteatonecrose (setas).

• Calcificações do tipo leite de cálcio

São secundários à sedimentação intracística de produtos de secreção calcificados. Em vistas mamográficas frontais, aparecem como depósitos amorfos com limites pouco nítidos. Em contraste, num perfil rigoroso, são claros, semilunares, em forma de crescente ou curvilíneos com uma concavidade superior, ou lineares, formando a parte inclinada dos quistos (fig. 34).

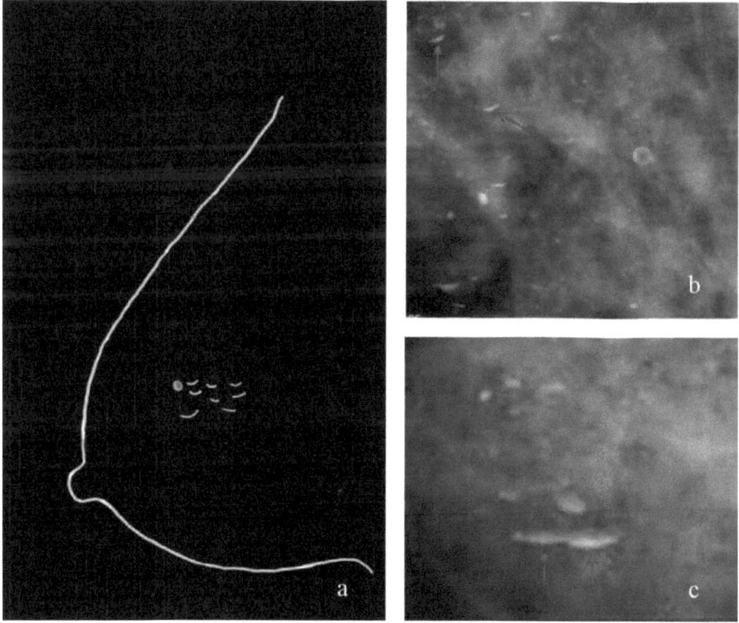

Fig. 34 Calcificações do tipo leite de cálcio (a) Esquema. (b+c) Mamografia. Calcificações curvilíneas com concavidade superior (setas).

• Suturas calcificadas

Estas calcificações correspondem a depósitos de cálcio no material de sutura. São mais frequentes na mama irradiada. Aparecem como calcificações lineares seguindo o trajeto das suturas (fig. 35).

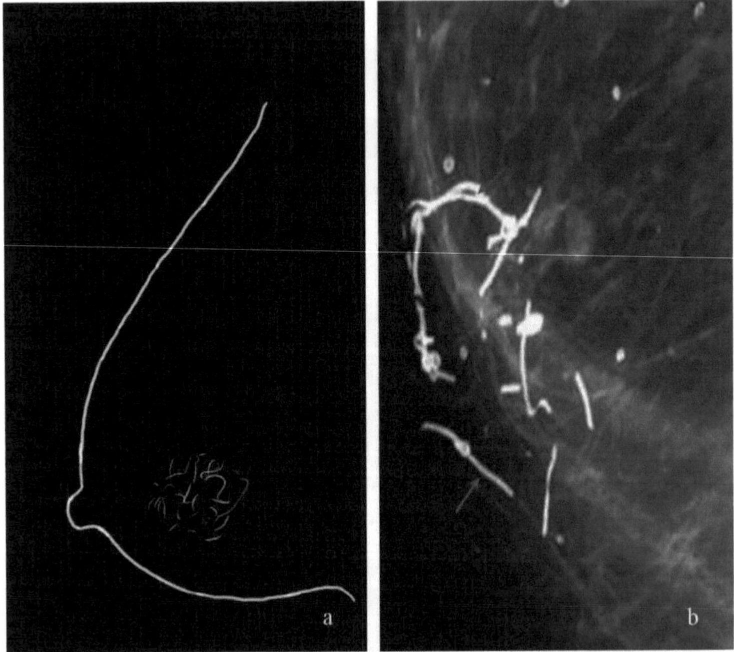

Fig. 35. Suturas calcificadas. (a) Esquema. (b) Mamografia. Calcificações lineares seguindo o trajeto das suturas (setas).

• Calcificações distróficas

Estas calcificações aparecem normalmente em mamas irradiadas ou após traumatismos mamários. Têm frequentemente uma forma irregular, são grosseiras e supramilimétricas (fig. 36).

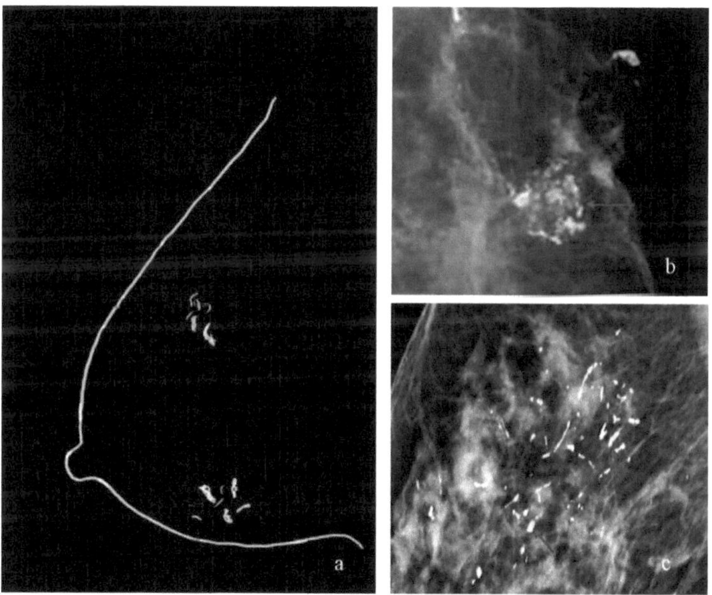

Fig. 36. Calcificações distróficas. (a) Esquema. (b+c) Mamografia. Calcificações irregulares e grosseiras (setas).

2.2.1.2. Calcificações suspeitas de serem malignas

Podem ser descritos quatro termos do léxico: calcificações amorfas, calcificações grosseiras e heterogéneas, calcificações finas polimórficas e calcificações finas lineares ou ramos.

- Microcalcificações amorfas

Trata-se de calcificações muito finas, o que impossibilita a determinação de uma forma específica. Quando estas calcificações estão organizadas em focos isolados, devem ser classificadas na categoria BI-RADS 4b (10-50% de malignidade), com um valor preditivo positivo (VPP) de malignidade de 20% (fig. 27). A distribuição difusa destas microcalcificações pode ser benigna.

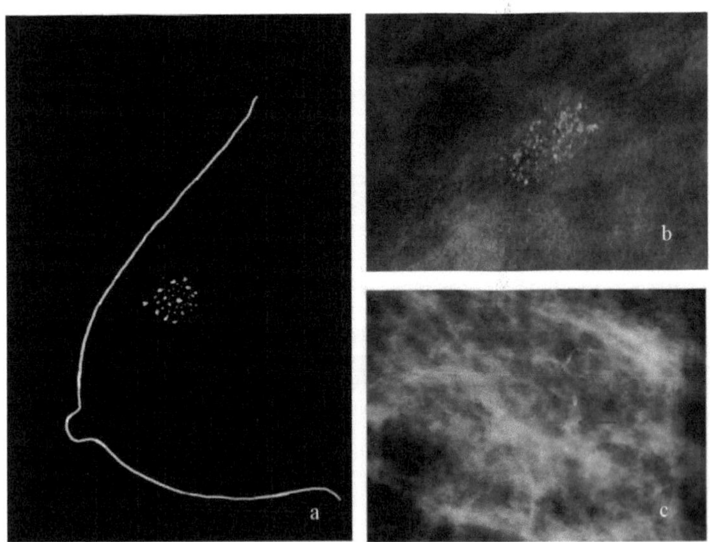

Fig. 37. Microcalcificações amorfas. (a) Esquema. (b+c) Mamografia (b) Foco de microcalcificações sem forma específica (seta). (c) Microcalcificações lineares, sem forma específica (seta).

- Microcalcificações grosseiras e heterogéneas

São calcificações irregulares, mais frequentemente organizadas em grupos, com um tamanho entre 0,5 e 1 mm e, por definição, mais pequenas do que as calcificações distróficas (> 1 mm) (fig. 38). Podem ser malignas ou benignas e são observadas nos fibroadenomas ou na citosteonecrose. No caso de um foco isolado de microcalcificações, estas devem ser classificadas como BI-RADS 4b, com um VPP de malignidade de 15%.

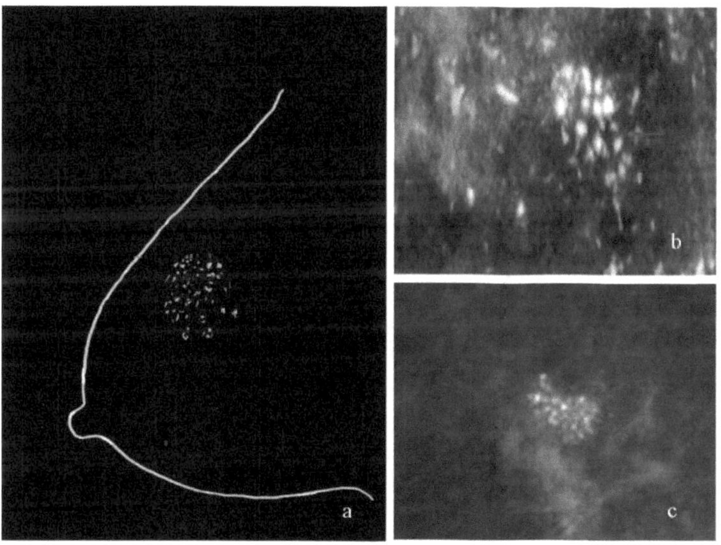

Fig. 38. Microcalcificações grosseiras e heterogéneas (a) Diagrama. (b+c) Mamografia. (b) Área focal de microcalcificações (seta): carcinoma infiltrativo não específico (seta). (c) Foco de microcalcificações: fibroadenoma (seta).

- Microcalcificações polimórficas finas

São geralmente mais visíveis do que as calcificações amorfas, sem trajeto linear (fig. 39). O seu tamanho e forma são irregulares e variáveis, mas geralmente inferiores a 0,5 mm. Devem ser classificadas como BI-RADS 4b, com um VPP de 29%.

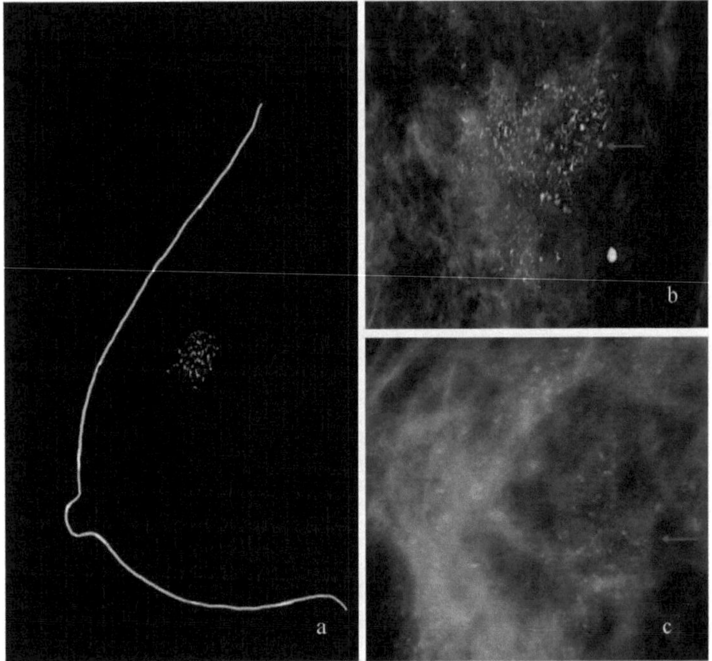

Fig. 39. Microcalcificações finas e polimórficas. (a) Esquema. (b+c) Mamografia. Microcalcificações polimorfas e irregulares (seta): carcinoma infiltrativo inespecífico.

- Calcificações finas lineares ou ramificadas

São geralmente lineares ou irregularmente curvados e têm menos de 0,5 mm de tamanho (fig. 40). A sua morfologia é sugestiva do preenchimento de um ducto galactóforo por necrose tumoral. Têm um VPP muito elevado de malignidade (70%) e, independentemente da sua distribuição, devem ser classificados pelo menos como BI-RADS 4c.

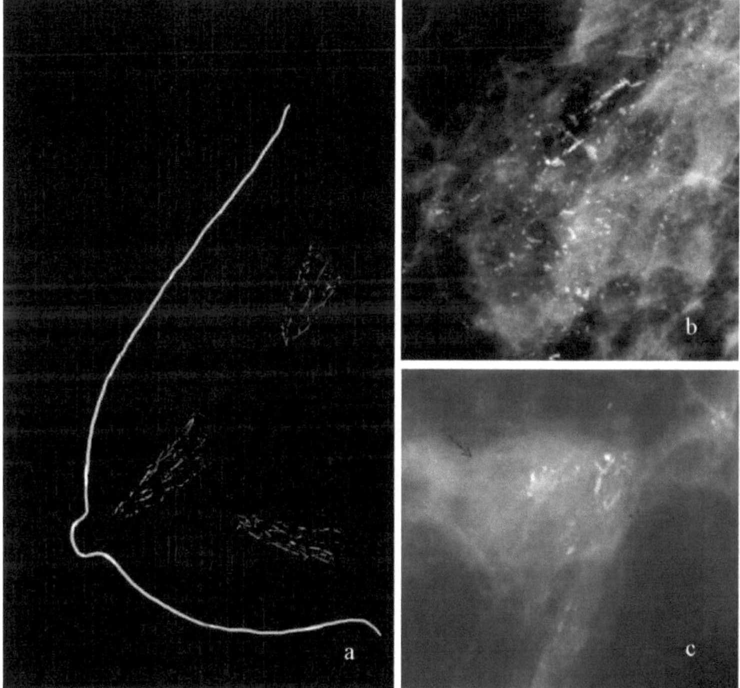

Fig. 40. Calcificações finas lineares ou ramificadas. (a) Esquema. (b+c) Mamografia. Calcificações finas lineares ramificadas. (c) Massa irregular e espiculada associada a microcalcificações (setas): carcinoma infiltrativo inespecífico.

2.2.2. Distribuição das calcificações

A distribuição das microcalcificações também deve ser analisada. Existem cinco tipos de distribuição: difusa, regional, agrupada, linear e segmentar.

2.2.2.1. Distribuição difusa

São calcificações distribuídas de forma aleatória e esparsa na mama, sendo geralmente benignas (fig. 41).

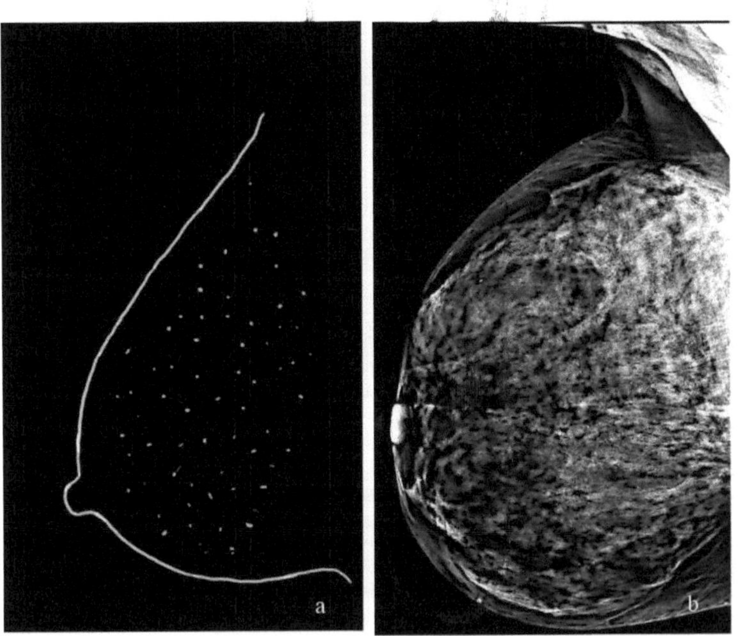

Fig. 41. Distribuição difusa (a) Diagrama. (b) Mamografia. Calcificações dispersas.

2.2.2.2. Distribuição regional

São calcificações agrupadas num volume superior a 2 cm de diâmetro, mas sem orientação galactófora (fig. 42).

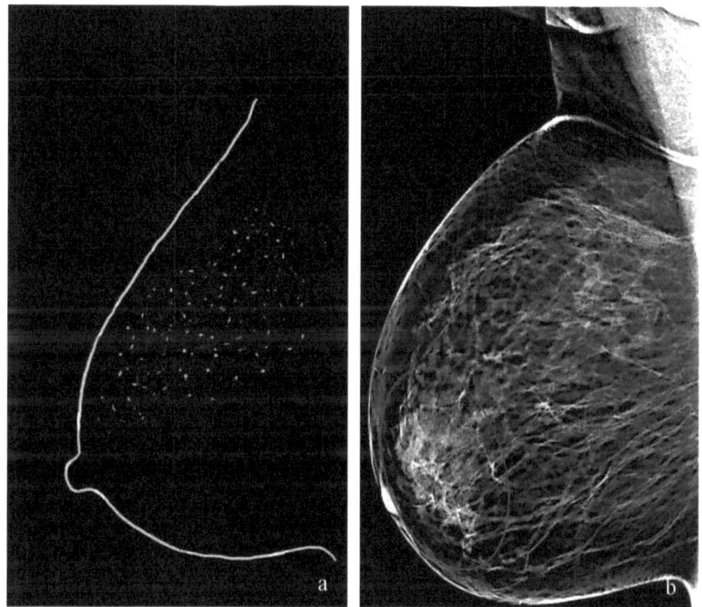

Fig. 42. Distribuição regional. (a) Diagrama. (b) Mamografia. Calcificações na região retroareolar (círculo).

2.2.2.3. Distribuição dos grupos

Correspondem a um agrupamento de pelo menos cinco microcalcificações num raio de 1 cm e inferior a 2 cm (fig. 43).

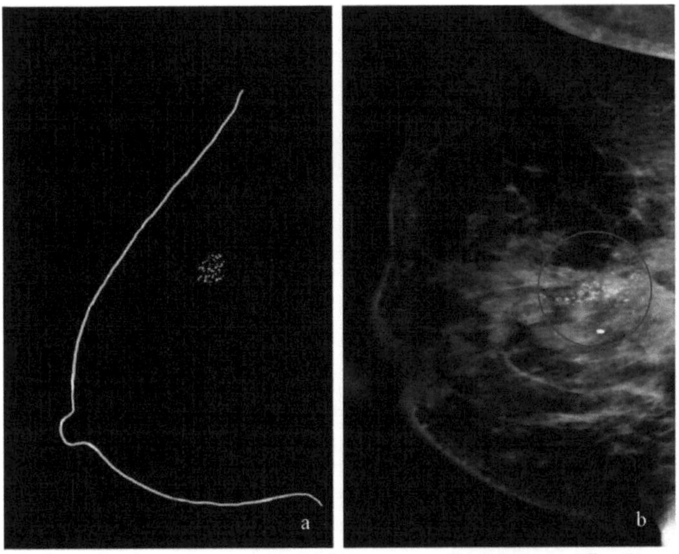

Fig. 43. Distribuição agrupada (a) Diagrama. (b) Mamografia. Foco de microcalcificações com mais de 2 cm (círculo).

2.2.2.4. Distribuição linear

São calcificações de trajeto galactóforo e linear (fig. 44). Esta distribuição é sugestiva de depósitos de cálcio intra-galactóforo e a sua presença aumenta a suspeita de malignidade.

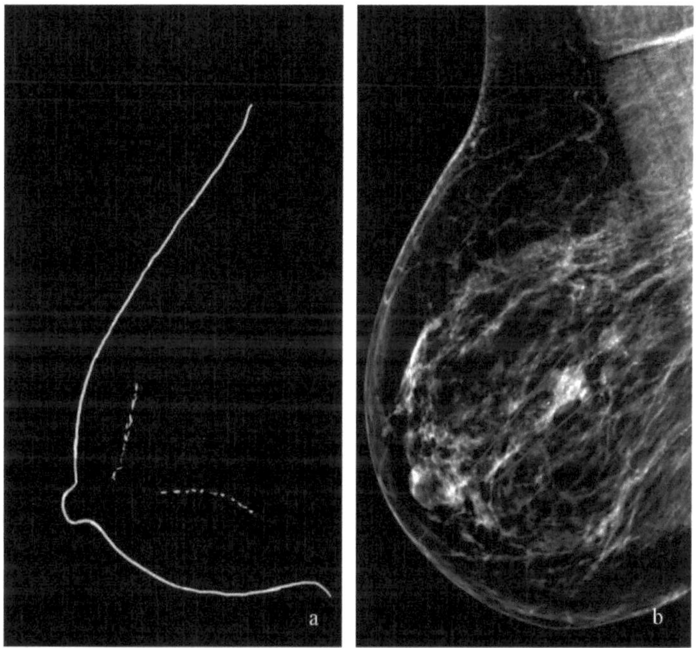

Fig. 44. Distribuição linear. (a) Diagrama. (b) Mamografia. Calcificações no trato galactóforo.

2.2.2.5. Distribuição segmentada

As calcificações têm uma distribuição triangular, com uma base periférica e um vértice que converge para o mamilo (fig. 45).

As calcificações distribuídas segmentarmente são preocupantes porque sugerem depósitos de cálcio nos canais de leite, levantando a possibilidade de carcinoma da mama extenso ou multifocal num lóbulo ou segmento da mama.

Existem calcificações segmentares benignas, tais como as calcificações secretoras, cuja morfologia em bastonete liso e de grandes dimensões permite geralmente diferenciar as calcificações benignas da ectasia galactófora das calcificações malignas mais finas e irregulares dos carcinomas intra-canais.

Uma distribuição segmentar aumenta consideravelmente o grau de suspeita de calcificações punctiformes ou amorfas e requer um exame histológico.

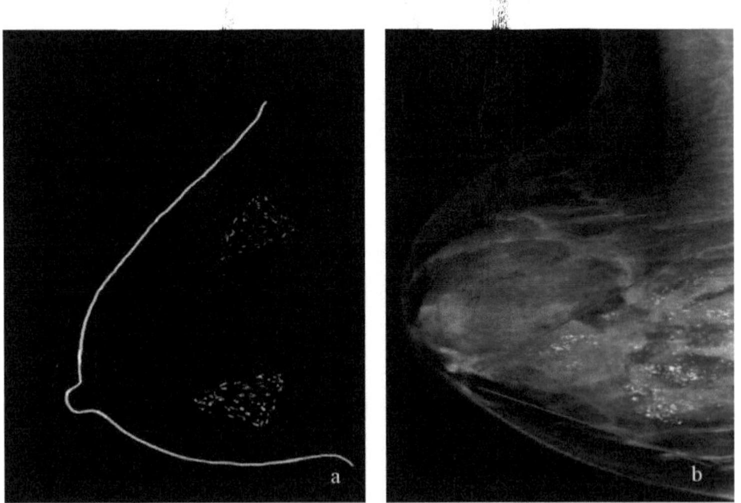

Fig. 45. Distribuição segmentar. (a) Esquema. (b) Mamografia. Calcificações de distribuição triangular, com base periférica e ápice

convergindo para o mamilo.

Os valores preditivos positivos (VPP) de malignidade associados a microcalcificações, de acordo com a sua morfologia e distribuição, estão resumidos na Tabela 3.

Tabela 3. Valores preditivos positivos de malignidade associados a microcalcificações de acordo com a sua morfologia e distribuição de acordo com o BI-RADS 2013.

Calcificações **/Distribuição** **Morfologia**	Difusa (VPP = 0)	Regional, agrupado (VPP: 26-31%)	Linear, segmentado (VPP: 60-68%)
Redondo ou punctiforme	BI-RADS 2	BI-RADS 3	BI-RADS 4a
Heterogéneo grosseiro	BI-RADS 2	BI-RADS 4b	BI-RADS 4c
Amorfo ou pleiomorfo	BI-RADS 2/3	BI-RADS 4b	BI-RADS 4c
Linear	BI-RADS 4a	BI-RADS 4c	BI-RADS 5

2.3. Distorções arquitectónicas

Trata-se de uma perturbação da arquitetura normal do parênquima mamário sem uma massa central, incluindo linhas finas ou espículas que irradiam de um ponto. Pode também ser uma reação focal ou uma distorção do bordo do parênquima. Pode estar associada a uma massa, assimetria ou calcificações. Na ausência de história de traumatismo ou cirurgia, esta imagem é suspeita de malignidade ou de cicatriz radial, classificada como BI-RADS 4c ou 5 (fig. 46).

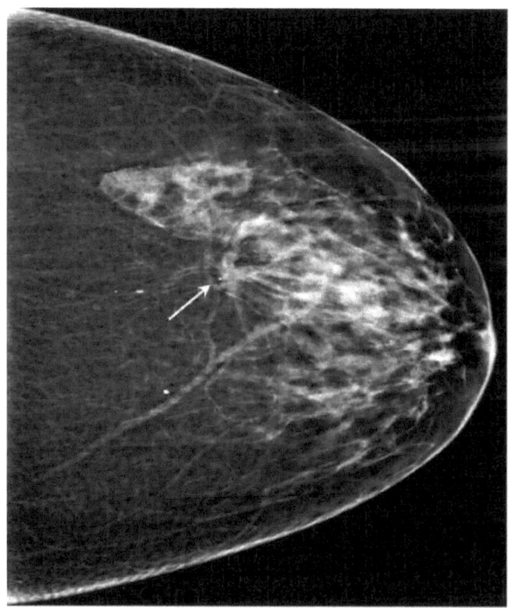

Fig. 46. Distorção arquitetural (seta). Mamografia de frente. Histologia Carcinoma invasivo do NST.

2.4. Assimetrias de densidade

Existem quatro tipos de assimetria de densidade. Podem ser visíveis numa ou em várias incidências:

- **a assimetria é visível numa única incidência** e corresponde a uma zona de tecido fibro-glandular, geralmente zonas de sobreposição glandular;
- **a assimetria global** está relacionada com a presença de tecido glandular em comparação com a mama contralateral, ocupando mais do que um quadrante;
- **A assimetria focal** é uma anomalia que não tem as características de uma massa (anomalias de densidade com bordos côncavos e misturados com gordura) e que ocupa menos de um quadrante (fig. 47) ;
- **A assimetria progressiva** é uma assimetria de densidade que apareceu ou mudou recentemente em comparação com o exame anterior. O VPP de malignidade para esta anomalia é de aproximadamente 15% e deve ser classificada como BI-RADS 4b.

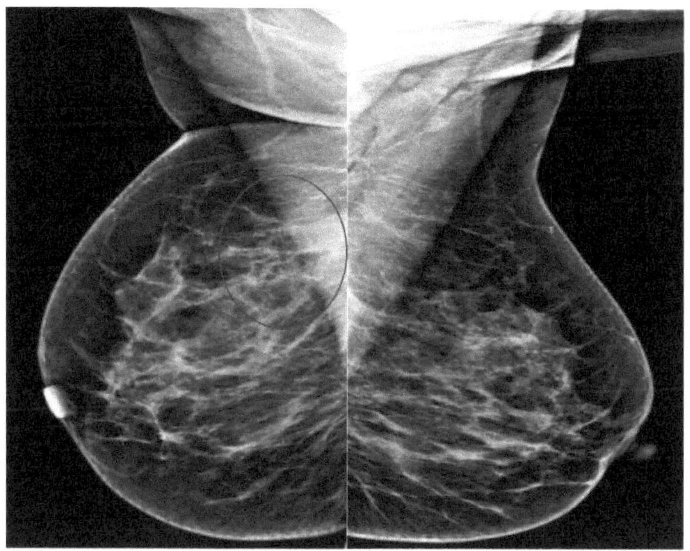

Fig. 47. Assimetria da densidade (círculo). Mamografia oblíqua. Histologia, carcinoma infiltrante do NST.

2.5. Outros

Este capítulo abrange os gânglios linfáticos intramamários, as lesões cutâneas e a dilatação ductal isolada. Esta última anomalia pode por vezes estar associada a um cancro intracanal não calcificado ou a um papiloma e deve ser classificada como BI-RADS 4a com um VPP de malignidade de 10%.

Outros sinais, isolados ou associados a uma massa, assimetria ou calcificações, são a retração da pele, a retração do mamilo, o espessamento da pele, o espessamento trabecular e a adenopatia axilar (fig. 48).

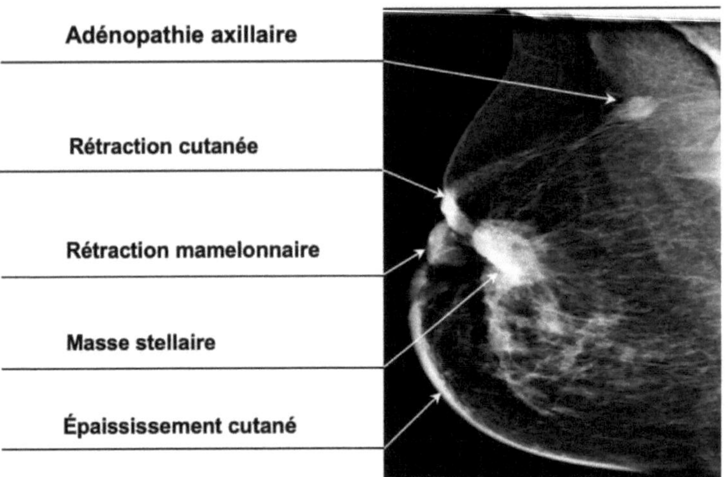

Fig. 48. Sinais associados a uma massa maligna.

3. Localização de uma lesão

Uma anomalia mamográfica deve ser descrita de acordo com o lado da mama, o quadrante e/ou o raio horário e a distância em centímetros do mamilo. É necessário um perfil rigoroso para especificar a localização superior e inferior da lesão. A profundidade é descrita de acordo com os três terços da mama: anterior, médio e posterior (fig. 49). Uma lesão central localiza-se atrás do mamilo, uma lesão retroareolar localiza-se na parte central do terço anterior da mama e uma lesão na extensão axilar na parte superior do quadrante superolateral.

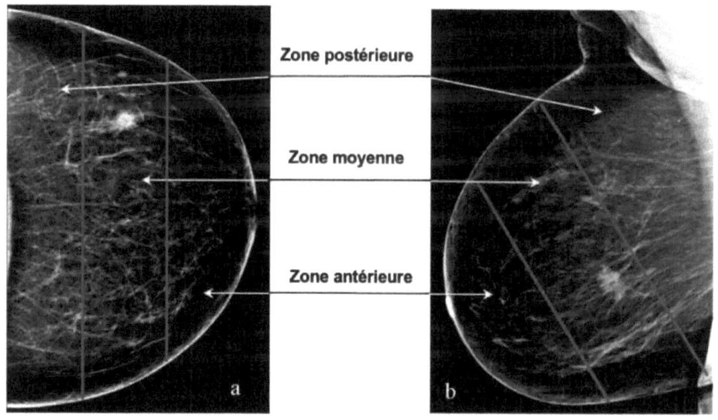

Fig. 49. Topografia profunda da massa. (a) Mamografia em vista frontal (b) Mamografia em vista oblíqua. Por exemplo, o nódulo está localizado na região mamária média.

4. Pontuação da probabilidade de malignidade

A categoria BI-RADS 0 está reservada apenas para exames incompletos, se faltarem imagens adicionais, tais como ampliações, imagens centradas localizadas ou exploração por ultra-sons. A classificação BI-RADS 0 pode ser escolhida provisoriamente na ausência de imagens mamográficas anteriores para comparação. Finalmente, uma mamografia BI-RADS 0 não deve ser classificada enquanto se aguarda uma RM mamária. No entanto, deve ser utilizada a categoria adequada, por exemplo, BIRADS 4, caso se suspeite de uma anomalia.

Categorias BI-RADS 1 ou 2, sem anomalias ou anomalias benignas.

A categoria BI-RADS 3 reflecte uma anomalia provavelmente benigna que requer vigilância a curto prazo, com uma probabilidade de malignidade entre 0 e 2%. Esta categoria inclui três tipos de anomalias mamográficas:

- uma massa sólida com contornos regulares e sem calcificação;
- uma assimetria focal de densidade com limites côncavos e/ou misturados com gordura;
- um grupo isolado de microcalcificações punctiformes.

Uma anomalia classificada como BI-RADS 3 na mamografia é monitorizada da seguinte forma: controlo unilateral aos 6 meses, controlo bilateral ao 1 ano, depois controlo aos 2 ou mesmo 3 anos. Se a anomalia estiver estável aos 2 ou 3 anos, é reclassificada como BI-RADS 2.

A classificação BI-RADS 4 significa a existência de uma anomalia indeterminada que requer biópsia. O VPP de cancro para BI-RADS 4 situa-se entre 2 e 95%, sendo recomendada a utilização das subcategorias BI-

RADS 4a, BI-RADS 4b e BI-RADS 4c. Uma lesão BI-RADS 4a com um VPP de cancro entre 2 e 10%. Inclui calcificações amorfas ou pulverulentas agrupadas em grupos.

Uma lesão classificada como BI-RADS 4b com um VPP de cancro entre 10 e 50%. A lesão pode ser constituída por microcalcificações pulverulentas ou amorfas com uma distribuição segmentar, microcalcificações heterogéneas grosseiras em grupos ou uma massa sólida com contornos indistintos.

Uma lesão BI-RADS 4c tem um VPP de cancro de 50 a 95%. As seguintes anomalias podem ser classificadas como BI-RADS 4c: uma massa sólida de aparecimento recente com contornos indistintos, distorção arquitetural fora de uma cicatriz conhecida e estável, um novo foco de microcalcificações lineares finas.

A categoria BI-RADS 5 é sugestiva de cancro, com um VPP > 95%; inclui as seguintes anomalias: uma massa com um contorno esbatido ou irregular, uma massa com um contorno espiculado, microcalcificações lineares finas ou finamente ramificadas. A lesão requer verificação histológica.

BI-RADS 6 significa cancro histologicamente comprovado.

Classificação de mamografia ACR BI-RADS

A classificação ACR BI-RADS está resumida na tabela 4 [1].

Classificação das anomalias mamográficas	
Nível BI-RADS	Classificação ACR BI-RADS Directrizes de mamografia e tratamento (CAT)
BI-RADS 0	**Mamografia na pendência de um diagnóstico complementar**
BI-RADS 1	**Mamografia normal**
BI-RADS 2	**Anomalias consideradas benignas (VPP de cancro = 0%)** • Massas redondas com calcificações grosseiras (adenofibroma ou quisto). • Gânglio intramamário. • Massa redonda correspondente a um quisto típico na ecografia. • Massa de densidade mista (lipoma, hamartoma, galactocele, quisto oleoso). • Cicatriz conhecida. • Calcificações cutâneas e vasculares. • Calcificações grandes, de centro claro, parietais, de leite-cálcio, distróficas, suturas calcificadas. • Calcificações redondas regulares difusas.

BI-RADS 3	**Anomalias consideradas provavelmente benignas (VPP de cancro < 2%) CAT: recomenda-se uma monitorização a curto prazo de 4 a 6 meses** • Calcificações redondas ou amorfas, em número reduzido e em pequenos aglomerados redondos isolados. • Pequeno aglomerado redondo ou oval de calcificações polimorfas, em número reduzido, sugestivo de calcificação incipiente de um adenofibroma. • Massa bem circunscrita, redonda, oval ou discretamente policíclica, sem microlobulação, não calcificada, não fluida à ecografia. • Assimetria focal de densidade com limites côncavos e/ou misturados com gordura.
BI-RADS 4	**Anomalias consideradas suspeitas (VPP > 2% e < 95%) CAT: biópsia.** • Numerosas calcificações redondas e/ou grupos de calcificações que não têm forma redonda nem oval. • Calcificações amorfas ou pulverulentas, agrupadas e numerosas. • Calcificações grosseiras heterogéneas ou poucas calcificações polimórficas finas. • Distorção arquitetónica fora de uma cicatriz conhecida e estável. • Massa não fluida, redonda ou oval, com contornos microlobulados, ou contornos mascarados por tecido fibroglandular normal, ou que tenha aumentado de volume. • Assimetria focal da densidade com limites convexos ou progressivos.

BI-RADS 4a	**Baixa probabilidade de malignidade; CAT: biópsia.** - Calcificações amorfas ou pulverulentas, agrupadas em cachos.
BI-RADS 4b	**Probabilidade intermédia de malignidade; CAT: biópsia.** • Calcificações amorfas ou pulverulentas, distribuídas segmentarmente. • Calcificações grosseiras heterogéneas em grupos.

BI-RADS 4c	**Probabilidade moderada de malignidade; CAT: biópsia.** - Distorção arquitetónica fora de uma cicatriz conhecida e estável.
BI-RADS 5	**Anomalias consideradas malignas (VPP > 95%)** **TAC: biópsia e tratamento multidisciplinar.** • Calcificações finas lineares ou ramificadas. • Calcificações heterogéneas grosseiras ou calcificações polimórficas finas, numerosas e agrupadas em grupos. • Calcificações agrupadas de qualquer morfologia, com distribuição linear ou segmentar (topografia intragalactofórica). • Calcificações associadas a uma distorção arquitetónica ou a uma massa. • Calcificações agrupadas que aumentaram em número ou calcificações cuja morfologia e distribuição se tornaram mais suspeitas. • Massa com contorno esbatido ou irregular. • Massa com contornos espiculados.

BI-RADS 6	**Cancro conhecido, malignidade comprovada por biopsia TAC: biópsia e tratamento multidisciplinar.**

Referências

1. D'Orsi CJ et al. Atlas ACR BI-RADS, Sistema de Relatórios e Dados de Imagiologia da Mama. Reston, VA, Colégio Americano de Radiologia; 2013.

2. Couturaud B, Fitoussi A. Anatomia/cirurgia do cancro da mama. Tratamento conservador, oncoplastia. Techniques chirurgicales gynécologie. Elsevier Masson; 2011; 4-7.

3. Baur A, Bahrs SD, Speck S, Wietek BM, Kremer B, Vogel U, et al. Ressonância magnética da mama de carcinoma ductal puro in situ: sensibilidade do diagnóstico e influência das características da lesão. Eur J Radiol 2013;82:1731-7.

4. Hammersleya JA, Partridgeb SC, Blitzera GC, Deitcha S, Rahbarb H. Gestão de lesões mamárias de alto risco encontradas em mamografia ou ultrassom: o valor da ressonância magnética com contraste para excluir malignidade. Clinical Imaging 49; 2018; 174180.

5. Andolina VF, Lillé SL, Willison KM, Mammographic Imaging. Um guia prático. 2a ed. Lippincott Williams and Wilkins; 2001.

6. Austin C. R e Short R. V. Hormonal Control of Reproduction. 2ª edição de Reproduction in Mammals, Vol.3. Cambridge: Cambridge University Press. 1984.

7. Faulconer LS, Parham CA, Connor DM, Kuzmiak C, et al. Efeito da compressão da mama na visibilidade das características da lesão com imagens melhoradas por difração. Acad Radiol 2010; 17 (4) : 433-40. Epub 2009 Dec 29.

8. Kinzelin S. Posicionamento, a etapa fundamental do exame mamográfico. Imagerie du sein Elsevier Masson, 2012; 2: 19-27.

9. Mancuso S, Ottolenghi G. A projeção oblíqua no estudo radiológico da mama. Minerva Ginecol 1989; 41 (7): 325-8.

10. Konguth PJ, Rimer BK, Conaway MR, et al. Impact of patient-controlled compression on the mammography experience (Impacto da compressão controlada pelo paciente na experiência mamográfica). Radiology 1993; 186 (1): 99-102.

11. Muntz EP, Logan WW, Tamanho do ponto focal. E supressão de dispersão em mamografia de ampliação. AJR Am J Roentgenol 1979; 133 (3): 453-9.

12. Heywang-Kobrunner S H, Schreer I, Bassler R, Perlet C, Viehweg P. Normal breast. Imagerie diagnostique du sein : Mammographie, échographie, IRM, techniques interventionnelles 2007 ; 183-202.

13. Chopier J, Salem C, Billières P, Balleyguier C. Variação da mama normal: aspectos mamográficos e ecográficos. Encycl Méd Chir 2003; 34-800-A-15.

14. Goumot PA, Bremond A, Dilhuydy MH, et al. A leitura mamográfica: Sémiologie le sein normal. O Sangue: Imagem do Filho 1993.

15. Tabar L, Dean PB. Princípios básicos do diagnóstico mamográfico. Diagn Imaging Clin Med 1985; 54 (3-4).

16. Meyer JE, Ferraro FA, Frenna TH, Di Piro PJ, Denison CM. Aparência mamográfica de gânglios linfáticos intramamários normais numa localização atípica. AJR Am J Roentgenol 1993; 161: 779-780.

17. Wolfe JN.Estudo do parênquima mamário por mamografia na mulher normal e naquelas com doença benigna e maligna da mama. Radiologia 1967; 89: 210-215

18. Davros WJ, Madsen EL, Zagzebski JA. Deteção de massa mamária por US: um estudo fantasma. Radiologia 1985; 156: 773-775.

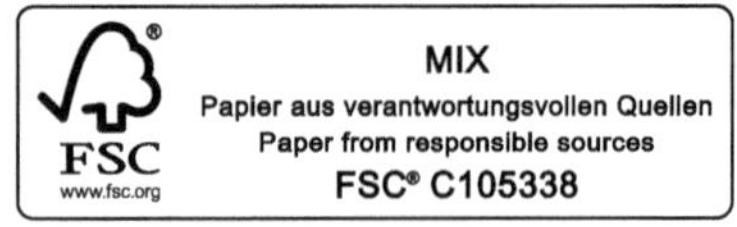

Printed by Books on Demand GmbH, Norderstedt / Germany